ÉTUDE

SUR LA

MÉDECINE CHINOISE

ET SUR

L'ASSISTANCE PUBLIQUE DANS LA VILLE DE TIEN-TSIN

PAR A. LARIVIÈRE

Médecin major de 1re classe, chef de l'hôpital militaire de Bordeaux,
officier de la Légion-d'Honneur,
membre non résidant de la Société d'Agriculture, Sciences et Arts d'Agen,
membre correspondant de la Société de Médecine d'Alger
et de la Société d'Hydrologie médicale de Paris.

Extrait du *Journal de Médecine de Bordeaux*
avril et juin 1863

BORDEAUX

G. GOUNOUILHOU, IMPRIMEUR DE L'ÉCOLE DE MÉDECINE
11, RUE GUIRAUDE, 11

1863

ÉTUDE

SUR

LA MÉDECINE CHINOISE

ET SUR

L'ASSISTANCE PUBLIQUE DANS LA VILLE DE TIEN-TSIN

Les notions que l'on possède sur la médecine chinoise et sur l'exercice de cet art dans l'empire du Milieu sont si restreintes, que les renseignements bien incomplets qui vont suivre ne paraîtront peut-être pas dénués de tout intérêt. Ce qui a été relaté jusqu'à présent sur ce sujet se rapporte presque exclusivement aux provinces du midi de cette vaste contrée, et résulte d'observations faites à Shang-Haï et à Canton, centres de commerce dans lesquels les Européens sont admis depuis quelques années. Mais aujourd'hui qu'une armée française a abaissé les barrières du Pé-Ho, le jour va se faire dans les mœurs et les habitudes chinoises, malgré la répugnance que ce peuple éprouve pour toute immixtion étrangère. Nous pouvons donc espérer d'acquérir bientôt des connaissances plus exactes sur la médecine chinoise, qui semble mériter, à certains points de vue, d'être sérieusement étudiée.

Une séjour de plus d'une année dans une des grandes villes du nord (Tien-Tsin), une résidence de quelques jours dans la capitale même du Céleste Empire, et surtout les conditions particulièrement favorables à l'étude dans lesquelles j'ai fait ce dernier voyage, m'ont permis de recueillir, sur divers points afférents à la médecine, des documents dont je vais faire l'exposé.

Ces renseignements se rapportent :

A la médecine chinoise et à la manière dont elle est pratiquée ;

A quelques points touchant la pathologie locale et l'hygiène dans
la ville de Tien-Tsin ;

Aux croyances populaires généralement répandues sur l'origine
et la curation d'un certain nombre de maladies.

MÉDECINE CHINOISE. — PATHOLOGIE LOCALE.

Je dois quelques-uns des renseignements qui vont suivre, sur la
médecine chinoise, à l'obligeance de M. le capitaine Dabry. Cet
officier, sinologue distingué, a traduit, pendant son séjour à Tien-
Tsin, plusieurs ouvrages importants sur cette science et sur la
pratique médicale, dont il a bien voulu mettre à ma disposition de
nombreux fragments ou extraits. D'autres documents m'ont été
communiqués par nos missionnaires, toujours empressés de pro-
pager au dehors les notions intéressant leur nouvelle patrie, leur
pays de prédilection (1).

Épidémies. — « Une maladie épidémique a sévi à Tien-Tsin en
1821 ; de là, elle est descendue dans le sud, à travers le Chang-
Tong, a contourné la contrée de l'ouest, et est remontée dans le
Thibet. Elle porte le nom de *Ché-tou* (temps poison). Elle s'est
développée à l'époque des fortes chaleurs. Dans ce moment, on
observait tous les matins autour de Tien-Tsin des brouillards très
fétides. Elle a sévi surtout sur les vieillards ; les enfants en ont été
préservés, mais les femmes et les adultes n'en ont pas été complètement exempts. La mortalité était, au début, de 7 sur 10 malades ;
après l'institution du traitement qui a prévalu, elle n'a plus été
que de 2 sur 10. Cette maladie, telle que la décrit le narrateur,
présentait deux périodes : dans la première, symptômes prodro-
miques, tels que courbature, abattement, douleurs dans les membres
et à l'estomac ; puis, céphalalgie, frisson, quelquefois même perte

---

(1) Depuis que ce travail est terminé, j'ai eu connaissance de la publication
très prochaine d'un volume intitulé : *La médecine chez les Chinois,* par
M. Dabry, avec la collaboration de M. le Dr Léon Soubeiran, édité par H. Plon.
Je ne doute pas que cet ouvrage, destiné à nous transmettre, par une traduction
exacte, les principaux Traités de Médecine publiés en Chine, ne soit lu avec
un grand intérêt et une vive curiosité. On y trouvera un exposé fidèle des
théories médicales ayant cours dans ce pays depuis l'antiquité la plus reculée.

de connaissance. Bientôt apparaissent des boutons de volume variable, et des anthrax sur le dos et à la poitrine. La deuxième période est caractérisée par la perte de la parole, la cyanose, la sécheresse de la langue et la pulvérulence des narines, la dysphagie, des vomissements verdâtres ou noirâtres, de l'oppression et un gonflement de la partie inférieure de l'épine dorsale. Il existait en même temps une constipation opiniâtre, ou bien les selles, lorsque elles avaient lieu, offraient la couleur de la suie. L'ouverture des boutons laissait suinter un liquide noirâtre et infect ; la bouche restait béante, l'haleine était froide, les genoux rétractés. Le pouls, petit et presque insensible, remontait le long de la veine. »

Le *Ché-tou* est signalé par l'auteur comme étant une sorte de peste. C'est, à n'en point douter, une maladie épidémique et infectieuse qui doit être comprise dans le cadre de nos typhus. Cependant, un symptôme remarquable et inconnu dans notre nosologie, le gonflement de la partie inférieure de l'épine dorsale, nécessiterait, si l'observation en a été bien faite, un classement particulier.

Les épidémies sont fréquentes et meurtrières dans les grandes villes de la Chine, et particulièrement à Tien-Tsin. Peut-il en être autrement, en présence de l'inobservation constante de toute règle d'hygiène ? Une population exubérante, entassée dans des logements insuffisants et mal aérés ; les dépôts énormes d'engrais humains que les Chinois opèrent sur divers points de la ville et dans l'intérieur même des murs, dans le but de dessécher ces matières pour les appliquer, après plusieurs manipulations, à l'agriculture ; l'entassement des immondices sur la voie publique et le séjour prolongé des eaux pluviales, qui croupissent dans de vastes excavations résultant de l'extraction des terres destinées à la construction des habitations ; en un mot, une incurie des plus grandes au point de vue de tout ce qui touche à la salubrité publique, sont autant de causes qui, réunies, font de Tien-Tsin un lieu des plus favorables au développement des maladies épidémiques.

Variole. — Les Chinois redoutent extrêmement la variole ; ils la reconnaissent comme une maladie éminemment contagieuse. Lorsqu'un membre de la famille est atteint de la petite vérole (cet usage est plus particulièrement suivi dans le Chang-Tong, d'après les missionnaires), on place à l'entrée de la maison un petit drapeau rouge. Dès lors, parents, amis ou étrangers s'abstiennent d'y faire des visites, ou du moins ne pénètrent jamais dans la pièce occupée par le malade. C'est une croyance bien établie que les gens venant du dehors apportent avec eux une certaine masse d'air plus pur que celui qui entoure le malade, et que l'action de cet air suffit pour faire rentrer les pustules et occasionner la mort. Une influence analogue serait exercée par tout individu ayant bu du *San-chou* (vin de riz ou de sorgho), ayant mangé certains condiments comme le piment, ou porteurs de substances fortement odorantes, le camphre, par exemple. Aussi les proches qui soignent les malades s'abstiennent-ils de tout cela.

Les médecins chinois ont, depuis les temps anciens, pratiqué l'inoculation variolique dans les narines, à l'aide d'un tampon de coton imbibé de pus. Mais aujourd'hui cette pratique est généralement abandonnée à Tien-Tsin, par suite des nombreux accidents dont elle a été accompagnée. La population répugne à la suivre, et les médecins lui attribuent le gonflement considérable de la tête si fréquent dans la variole confluente. Cette crainte deviendrait sans aucun doute un puissant auxiliaire pour l'introduction de la vaccine dans ces contrées. Ce bienfait immense, ne nous appartiendrait-il pas de le rendre à ce pays, en compensation des maux que nous lui avons apportés par la guerre? Malgré des demandes réitérées, je n'ai pu me procurer, pendant mon séjour en Chine, qu'un seul tube de vaccin : il a été sans effet.

La variole *(Tchou-hoa)* est considérée par les auteurs chinois comme un empoisonnement miasmatique. Ils en donnent une description exacte et détaillée, dans laquelle ils reconnaissent quatre espèces, basées sur le degré de gravité. Ils décrivent minutieusement les symptômes, jour par jour jusqu'au seizième, pour chaque forme. Ils signalent comme un des symptômes du début, de petits filets rouges siégeant derrière les oreilles. L'aspect des boutons varie suivant la place qu'ils occupent : « à la face, ils sont larges ; sur les testicules, petits ; dans le creux de la main, gros et carrés ; à la plante des pieds, rouges et entourés d'un cercle blanc. »

J'ai eu occasion de constater que la variole règne en permanence à Tien-Tsin ; elle a sévi épidémiquement sur les troupes d'occupation pendant l'hiver de 1860 à 1861. Sur 200 Chinois employés aux magasins des subsistances, âgés de 20 à 45 ans, et que j'ai examinés, j'en ai trouvé plus de la moitié porteurs des stigmates de la variole.

Dans la fièvre typhoïde, les médecins chinois donnent des médicaments pour faire apparaître les taches rosées. Le malade a d'autant plus de chances de guérison que l'éruption se fait plus facilement. Pour bien la reconnaître dès le début, ils recommandent d'examiner le corps à l'aide d'un morceau de papier trempé dans l'huile et enflammé. Pour désigner la carpologie, ils disent : « Les mains du malade cherchent quelque chose dans le vide. »

Dans le choléra *(Ho-louan)*, ils signalent comme ne devant pas être négligée la diarrhée prémonitoire.

On donne le nom de *Tchou-fong* (maladie des grandes chaleurs) à une affection particulière à la saison la plus chaude de l'année. Les auteurs en distinguent deux espèces, suivant la cause qui l'a produite, et ils indiquent pour chacune des remèdes différents. La première est le résultat d'un refroidissement du ventre chez les personnes qui ont l'habitude (très commune à Tien-Tsin) de coucher en plein air. La deuxième est attribuée à l'ingestion de boissons ou de pastèques glacées. Le *Tchou-fong* est caractérisé par des convulsions, le délire, le coma et une mort rapide. Nous avons eu en 1861, parmi nos troupes, deux cas, suivis de mort en quelques heures, pouvant se rapporter à cet ensemble de symptômes (1).

Les ouvrages chinois décrivent neuf espèces de *vers intestinaux,* qu'ils classent d'après leur longueur, leur couleur et leur forme. On les expulse à l'aide du grenadier et de certaines algues. Les affections vermineuses sont fréquentes à Tien-Tsin. J'ai souvent constaté dans nos autopsies la présence de lombrics, et dans quelques cas celle du *ténia.* Ce dernier helminthe se développe

---

(1) Serait-ce une méningite cérébro-spinale ? Les autopsies n'ayant pas été pratiquées, il devient difficile de donner un diagnostic précis.

très facilement chez les étrangers ; il était inconnu de deux médecins chinois auxquels je l'ai montré. En un an, j'en ai vu une quinzaine de cas, dont un double *(tœnia solium)* chez un marin débarqué depuis le commencement de l'occupation. Ces deux ténias ont été expulsés entiers à la suite d'une forte décoction de racine de grenadier à l'état frais. Cet arbuste est très cultivé à Tien-Tsin, et conservé pendant l'hiver en serre. Cet heureux résultat, plusieurs fois reproduit, m'a démontré qu'il n'est pas indispensable que le grenadier soit à l'état sauvage pour avoir son efficacité. On a émis l'opinion que la scrofulose et l'helminthogénèse étaient généralement endémiques des mêmes localités ; je serais assez porté à croire qu'il en est ainsi à Tien-Tsin, où ces deux affections sont communes. Je dois ajouter cependant, que le goitre, le crétinisme et la gengivite expulsive, que l'on a voulu considérer aussi comme géographiquement associés dans leur développement aux deux premières maladies que je viens de citer, sont assez rares à Tien-Tsin.

La *céphalalgie* se présente sous huit formes différentes, suivant les causes qui la produisent ; il y a des remèdes particuliers pour chaque espèce. En voici des spécimens :

Raifort, gingembre : piler, extraire le suc ; ajouter un peu de musc, et faire (sans doute après évaporation) de petites pilules que l'on introduit dans les narines.

Autre : feuilles de menthe roulées à introduire dans les narines.

Lorsqu'un individu a perdu connaissance par la chute d'un corps pesant sur la tête, il faut lui administrer une tasse d'urine chaude et lui maintenir la tête droite en le tenant par les cheveux, puis lui donner le gingembre.

Dans l'asphyxie par submersion, on étend le malade sur le dos, la tête élevée, et l'on place un morceau de bois entre les dents ; on fait 300 applications d'armoise (moxas) sur l'épigastre ; à l'aide d'un tube, on introduit de l'air dans les oreilles ; on fait pénétrer dans l'anus une poudre (*Sao-tchou*) et du vinaigre dans les narines. Enfin, on lui fait boire *Souko-si-angouan*.

Les Chinois s'empoisonnent fréquemment, à l'aide d'un petit poisson rouge à grosse tête (*Kin-yu*, poisson doré), que par curiosité l'on a l'habitude de conserver dans des globes en verre ouverts par le haut (¹). Il suffit de piler le poisson frais dans un peu d'eau et d'avaler le tout. Cependant quelques Chinois, avant de s'administrer ce poison, prennent de l'opium. Contre ces empoisonnements, les médecins chinois recommandent les médicaments suivants :

Po-ho, menthe pouliot en décoction.

Kan-lang, sorte de fruit inconnu, ressemblant à une olive ; le jus.

Lou-ken, racine d'aloès ; piler, extraire le jus.

Fen-tsin, matières fécales ; délayer dans l'eau et faire boire.

On sait que l'*acupuncture* est en grand honneur dans la médecine chinoise. C'est un moyen curatif appliqué à un grand nombre de maladies de nature diverse. Des ouvrages volumineux traitent exclusivement de cette méthode, pour laquelle il y a des médecins spéciaux. Un de ces ouvrages, en 10 volumes, que je possède, contient de nombreuses figures gravées et intercalées dans le texte, indiquant la partie du corps sur laquelle doivent être placées les aiguilles dans telle ou telle maladie. Cette application est faite généralement sur des points éloignés de la partie malade, et par pression directe, sans torsion. J'ai vu l'instrument pénétrer au pli du bras et à l'épigastre à une profondeur assez considérable pour faire craindre des lésions anatomiques d'une certaine importance. Cependant, au dire des praticiens chinois, il ne survient jamais d'accident. Lorsque l'acupuncture est faite sur les mains, c'est toujours sur la main droite pour l'homme et sur la main gauche pour la femme. Après l'opération, ils administrent un médicament, ordinairement des pilules, dont ils ont un très grand nombre d'espèces.

Les affections chroniques du cuir chevelu sont très fréquentes chez les enfants ; ce sont : des favus, la teigne amiantacée, des psoriasis, l'eczéma, etc. Les médecins chinois prétendent guérir facilement ce genre d'affections. Un de leurs remèdes, qui m'a été cité comme très efficace, consiste dans l'application de cendres d'alvéoles de guêpes. L'observation tendrait à infirmer ces heureux résultats, car on rencontre à chaque pas, surtout dans la population

(¹) C'est un poisson *Malacoptérygien* du genre *Cyprinus.*

des faubourgs, des enfants atteints de ces affections cutanées à un degré très prononcé. Ce qui permet néanmoins d'admettre que la guérison a lieu spontanément dans l'adolescence, c'est qu'on ne les rencontre plus au delà de l'âge de 15 à 18 ans, si ce n'est chez quelques mendiants ou vagabonds, tandis que, d'un autre côté, un grand nombre de Chinois adultes offrent de larges plaques de calvitie, indices non douteux d'affections parasitaires disparues.

Lorsqu'un individu meurt sur le champ de bataille, sa tête appartient au chef, tandis que son corps est la propriété de celui qui l'a tué. Ce dernier ouvre le flanc droit du cadavre avec un couteau et en extrait la vésicule biliaire, considérée comme un remède souverain dans la maladie des yeux. Une vésicule d'homme se vendait encore naguère 8 taels (64 fr.). Aujourd'hui, ce genre de denrée est beaucoup moins cher, à cause du grand nombre de rebelles, ou gens réputés tels, que l'on fait prisonniers et qui sont invariablement condamnés à la décapitation.

Chirurgie. — On a dit que les Chinois n'ont pas d'instruments de chirurgie et qu'ils n'ont même pas l'idée des opérations auxquelles ces instruments peuvent servir. Je n'ai pu acquérir aucune certitude au sujet des amputations, et je suis très porté à croire qu'ils n'en font pas; mais ils se livrent à quelques pratiques de petite chirurgie. Je me suis procuré à Tien-Tsin une trousse; elle est composée de trente-deux instruments renfermés dans un portefeuille en cuir. Ces instruments sont en fer non poli, de forme très grossière, et disposés pour la plupart pour faire des piqûres ou de petites incisions. Il y a, en outre, un abaisseur de la langue, des érignes, une espèce d'amygdalotome, un tube pour faire pénétrer les liquides dans la bouche des malades atteints de contraction des mâchoires, de petits cautères, un tube pour les moxas. Les instruments tranchants sont des plus défectueux; les aiguilles à acupuncture, de longueur très variable, sont en fer, garnies au sommet d'une virole en fil de cuivre.

J'ai vu un appareil à fracture de cuisse appliqué par un médecin chinois sur un enfant de douze ans. Il était uniquement composé de quelques attelles en lattes de bambou, circulairement disposées autour du membre et dépassant de quelques centimètres seulement le point fracturé. On juge de la puissance d'un pareil moyen de contention et de son efficacité ; mais je dois ajouter qu'on administre des remèdes intérieurs pour provoquer la soudure des fragments osseux. Lorsque la fracture est con minutive et compliquée de plaie, on doit inciser les parties avec un instrument tranchant et extraire à l'aide de pinces les esquilles noires ; on devra laisser en place celles qui sont blanches.

Dans le cas de plaie par arme à feu, lorsque le projectile est resté dans le membre, les médecins chinois recommandent de placer sur l'ouverture un morceau d'une espèce de citrouille jaune, *fan-koa*, et de frapper à petits coups avec la paume de la main jusqu'à ce que le projectile vienne de lui-même se loger dans la pulpe. A défaut de cette cucurbitacée, ils se servent aussi d'un morceau de lard. Le succès, quand par hasard on l'obtient, est évidemment le résultat d'un effet purement mécanique, de la succussion imprimée à un corps mobile que la contractilité des tissus tend d'ailleurs à éliminer. Un médecin de *Pékin*, qui m'a confirmé l'emploi de ce singulier moyen, n'attribuait aucune puissance attractive à la pulpe, bien que la croyance en soit générale.

Accouchements. — Les médecins chinois ne sont jamais appelés pour les accouchements ; c'est à une certaine catégorie de femmes qu'appartient la spécialité de cette pratique. Il n'existe aucun livre traitant des accouchements, tandis qu'il y a de nombreux écrits sur les maladies des femmes et des enfants. L'enseignement de ces matières est purement oral, et se transmet de la mère à la fille par la pratique. Les accoucheuses ne font donc aucune étude théorique de leur art ; elles évitent avec le plus grand soin de laisser surprendre par leurs commères certains procédés qu'elles croient posséder seules pour mener à bonne fin une parturition difficile.

Elles prétendent reconnaître la mort de l'enfant à une certaine sensation de froid, éprouvée par la palpation du ventre.

Dans les accouchements longs et difficiles, elles donnent des remèdes intérieurs destinés, non à provoquer la sortie de l'enfant, mais à relever la force de l'accouchée.

Aussitôt après la parturition, on administre à la femme une tasse d'urine d'un enfant de quatre ans, afin d'aider la nature à expulser les impuretés accumulées dans le corps durant la grossesse et au moment des couches. Il est très important de ne pas oublier cette précaution. On recommande aussi aux parents qui visitent l'accouchée de ne pas lui demander quel est le sexe de l'enfant, dans la crainte d'occasionner chez elle une révolution fâcheuse.

Les accoucheuses reconnaissent que la présentation occipitale est la plus favorable. Lorsque c'est la face, elles pratiqueraient, d'après les explications qui m'ont été données, la version céphalique. Lorsqu'un pied fait issue, elles le font rentrer, et puis ramènent les deux pieds au dehors pour terminer l'accouchement. Dans la présentation de la main, elles cherchent à la faire rentrer et à la placer au dessus de la tête, puis elles ramènent l'occiput à l'orifice. Pour cela, elles opèrent des mouvements de pression sur l'abdomen.

Si l'enfant est mort ou si l'accouchement est reconnu impossible, elles introduisent dans l'utérus une main garnie d'un corps résistant, et elles opèrent le déchirement des diverses parties du fœtus, qu'elles retirent par fragments. Un crochet en fer ayant la forme d'une érigne double à branches divergentes, long d'un décimètre, est le seul instrument qu'elles possèdent pour l'extraction du produit, soit en entier, soit par parties, dans les cas difficiles. Ce crochet n'a pas assez de longueur pour être introduit à une certaine hauteur dans l'utérus; mais je crois qu'il peut pénétrer dans la cavité crânienne lorsque le sommet se trouve au détroit inférieur, et remplacer alors, quoique très imparfaitement, le céphalotribe.

Lorsqu'une accoucheuse ne peut arriver à terminer seule l'opération, elle appelle à son aide deux ou trois de ses commères; et si la parturition est reconnue impossible ou si la femme est déjà très malade, d'un commun accord elles se retirent, et la patiente est abandonnée à son malheureux sort.

Elles considèrent, comme une des plus grandes difficultés de l'accouchement, l'adhérence du placenta au col lorsqu'il vient oblitérer l'orifice; elles pratiquent des manœuvres pour en opérer le décollement.

L'enfant est lavé après sa naissance. Je me suis assuré qu'à *Tien-Tsin* du moins, il n'est pas, comme on l'a dit, livré à des chiens chargés des soins de la première toilette. Il est emmaillotté pendant trois jours, après lesquels les liens sont relâchés. Au bout de douze jours, il est délivré de toute contention.

Les nouvelles accouchées qui vivent de leur travail reprennent leurs occupations le troisième jour après la délivrance; les femmes riches, au bout de neuf à douze jours. Elles nourrissent toutes leur enfant, à moins qu'une conformation particulière du sein ou l'absence du lait ne s'y oppose; dans ce cas, on prend une nourrice dans la maison.

La superstition et le merveilleux s'allient étroitement à l'ignorance; aussi voit-on en Chine ce qui touche à la guérison des maladies être entouré d'un prestige surnaturel.

D'après une croyance très répandue, les maladies proviennent d'influences malfaisantes dont on peut se préserver par des intercessions ou des cérémonies. Ainsi, des Chinois, dans l'espoir d'obtenir la guérison d'une maladie dont ils sont atteints ou dont est frappé un membre de la famille, parcourent la principale rue de Tien-Tsin en faisant, chaque trois pas, des prosternations jusqu'à terre; ils tiennent à la main un rouleau de papier ou des bâtonnets parfumés, qu'ils brûlent en l'honneur du dragon ou du génie qu'ils veulent conjurer et se rendre favorable.

Nombre d'enfants portent des amulettes suspendues au cou. Elles sont de formes variées, mais le plus souvent constituées par une plaque d'argent sur laquelle sont tracés des carrés contenant des caractères. Chacune de ces divisions se rapporte à un génie particulier et préserve de tel ou tel mal. Naturellement, les plus grandes et les plus chères de ces plaques sont les plus efficaces.

Beaucoup de Chinoises succombent à des maladies ayant pour principal caractère la rétention ou la suppression des menstrues.

La croyance est que chez ces femmes, après la mort, le sang pénètre profondément dans la terre et s'agglomère de manière à constituer des boules d'un rouge noirâtre. On recherche, m'a-t-on dit, avec beaucoup de soin ces concrétions que l'on trouve à la profondeur d'un mètre, et on les emploie pour combattre ces mêmes maladies, l'aménorrhée, et les nombreux états morbides dans lesquels il y a dérangement du flux cataménial. Ces boules sont tout simplement des concrétions argilo-ferrugineuses auxquelles on attribue cette origine dans le but d'en augmenter la valeur et les propriétés curatives aux yeux du vulgaire.

Voici une singulière recommandation, traduite littéralement d'un Traité de médecine : Lorsque des époux désirent avoir des enfants, ils doivent choisir pour le rapprochement un jour autre que ceux de : grand vent, forte pluie, rosée abondante, froid intense, brouillard épais, chaleur extrême, tonnerre, temps humide, tremblement de terre, enfin autre que le premier jour de chaque quartier de lune. Le dernier jour de l'éruption menstruelle et les deux jours qui suivent doivent être adoptés de préférence; le germe étant rafraichi par les menstrues, il se trouve dans les meilleures conditions pour être fécondé.

N'est-on pas étonné de voir, au milieu de cette divagation, un dernier précepte qui, sauf l'explication théorique, s'accorde avec les résultats généralement acceptés de notre physiologie expérimentale moderne?

Comme dernier spécimen des erreurs grossières dans lesquelles tombent les médecins chinois par suite du manque absolu d'études anatomiques, je citerai le passage suivant d'un livre intitulé : *Ty-yn-kang-mou,* écrit par *Ouang-Tsy :*

« Il arrive que la femme présente tous les signes d'une grossesse de trois mois. Son visage devient jaune, le pouls est *ché* (plein); il y a inappétence, fatigue. Un médecin appelé lui administre *tsuen-kiong* et *tang-koui* (ce sont des médicaments destinés à s'assurer si une femme est enceinte), et reconnait que non. Néanmoins, le ventre continue à augmenter de volume, et au neuvième mois elle met au jour une grenouille ou un serpent, ou un gros œuf, ou une queue de cheval, ou une masse visqueuse comme de l'eau de riz, quelquefois jaunâtre. » Il s'agissait évidemment des monstruosités et des môles.

Il serait prématuré de formuler ici une opinion sur les doctrines médicales chinoises, si tant est que la médecine chinoise ait aussi ses doctrines ; mais ce travail pourra être fructueusement entrepris lorsque les traductions des principaux ouvrages écrits sur cette science par les médecins chinois seront livrées à la publicité.

J'ai lu un certain nombre de descriptions de maladies : la pleuro-pneumonie, la dysenterie, les fièvres intermittentes, les maladies vénériennes, etc. La symptomatologie, en tant qu'elle est basée sur des signes extérieurs ou sur des impressions traduisibles par le malade, est d'une exactitude saisissante. Les diverses nuances de la douleur, des colorations de la peau, des enduits et des liquides excrétés, sont indiqués avec les plus minutieux détails. On croirait parfois lire une page de l'antiquité. On y retrouve la formule favorite de nos auteurs de cette époque : tel malade a présenté tels et tels symptômes, et a été guéri par l'emploi de tel remède. Les maladies sont divisées en un grand nombre d'espèces, suivant le siége, la prédominance ou la gravité d'un symptôme en particulier, ou d'après les causes étiologiques ; mais je n'ai pu saisir aucun indice d'une classification raisonnée. Leur thérapeutique est extrêmement compliquée ; il n'est peut-être pas de substance végétale ou minérale qui ne soit employée comme remède. Ils en retirent aussi du règne animal.

De ces lectures, il m'est resté cette impression générale : que les auteurs chinois font jouer un rôle très important, dans la production des maladies, aux humeurs ainsi qu'au mélange de l'air avec le sang dans les canaux circulatoires. Ils n'ont qu'une idée fort vague de la circulation et du fonctionnement physiologique de nos principaux appareils ; leurs planches anatomiques le prouvent d'ailleurs surabondamment. Ils rattachent par de nombreuses sympathies les parties extérieures du corps, notamment les extrémités (pieds et mains), avec les organes internes par le moyen de canaux de communication. Leur thérapeutique la plus active est basée en grande partie sur ces rapports sympathiques, d'où dérivent leurs procédés d'acupuncture, de vésication et d'ustion, appliqués à un grand nombre d'états morbides, et sur des points toujours éloignés du siége du mal.

Le caractère de décadence profonde imprimée à la civilisation chinoise depuis des siècles, a retenti sur la littérature médicale comme sur l'exercice de la médecine, sur la science comme sur l'art. On n'imprime plus de nouveaux ouvrages, le collége médical de Pékin ne fonctionne pas, et le premier venu, s'il est audacieux, peut entreprendre la difficile mission de guérir son semblable. Il suffit pour cela d'avoir suivi pendant quelque temps la pratique d'un médecin déjà connu ; aussi la profession est-elle tombée dans le degré le plus infime. Les charlatans abondent ; je faisais souvent la rencontre, dans mon quartier, d'un de ces guérisseurs ; il annonçait son passage en agitant dans la main un grelot en cuivre aplati, et portait sur son dos un sac contenant les panacées dont il faisait distribution à bon marché et à tout venant. Il pratiquait aussi l'acupuncture au coin des rues ou sur une place. J'ai en ma possession le prospectus d'un emplâtre qui guérit toutes les maladies dont énumération est faite, toutes plus ou moins incurables.

Il est à présumer que la confiance de la population chinoise dans ses médecins n'est pas grande ; en voici une preuve tirée d'un fait dont on m'a garanti l'exactitude : Lorsqu'un membre de la famille est dangereusement malade, les proches parents s'assemblent et délibèrent sérieusement si l'on appellera un médecin et si l'on achètera les remèdes ordonnés, ou bien si l'on consacrera le montant de ces dépenses à augmenter la pompe des funérailles. Ce conseil de famille se tient au lit même du malade, qui est appelé à donner son avis. Il n'est pas rare, dit-on, de le voir opiner contre le recours à la médecine.

NOTE

LE PAUPÉRISME ET L'ASSISTANCE PUBLIQUE

DANS LA VILLE DE TIEN-TSIN

———

Le gouvernement chinois ne fournit aucune subvention pour les œuvres de charité ou de secours; la ville n'affecte de son côté aucune dépense à cet usage. Les nombreuses et sages réglementations inscrites dans les lois sur ce sujet sont totalement inobservées. Par suite de leurs institutions politiques et sociales, par leur système de responsabilité étroite et absolue, les Chinois en sont arrivés aujourd'hui au *summum* de l'esprit d'individualisme et partant d'égoïsme. Une preuve : un accident arrive dans une rue, une chute amène une fracture, un vieillard est frappé d'apoplexie, un épileptique est pris d'accès, etc., le passant, loin d'obéir au mouvement naturel qui le porterait à secourir son semblable, s'éloigne ou se contente de suivre de l'œil l'événement. Cela tient à ce que si l'individu qu'il secourt meurt entre ses mains ou dans sa maison, il devient lui-même responsable de sa mort. Une enquête longue, fatigante, la présence de nombreux témoins, suffiront à peine à prouver qu'il n'a fait que prêter assistance au défunt. Dans tous les cas, si c'est un étranger, ou si les parents sont pauvres et ne se présentent pas, c'est sur lui que pèsent les lourdes charges de l'enterrement. Les soins de l'inhumation incombent, il est vrai, au mandarin dans les cas où l'étranger a succombé sur la voie publique; mais il est aisé de comprendre que, juge et partie dans le litige, le mandarin saisit volontiers toute occasion de se décharger de ces dépenses sur un de ses administrés. De même, si un mendiant meurt sur une route, le mandarin du lieu pourvoit à ses funérailles; mais s'il est trouvé mort dans un champ, c'est le propriétaire de ce champ qui est tenu de le faire inhumer.

On est peu surpris, d'après cela, de voir que l'esprit de philanthropie et de charité, que les sentiments si naturels de mutuelle assistance entre concitoyens soient complètement étrangers au cœur des habitants. Les rues les plus fréquentées de *Tien-Tsin* offrent, surtout pendant l'hiver, le spectacle navrant de nombre de malheureux livrés à la misère la plus profonde et dans un abandon complet de tout secours. Par des températures de 10 à 15° au dessous de zéro, on rencontre ces misérables, entièrement nus ou recouverts d'une simple toile formant ceinture, qui s'attachent opiniâtrement à vos pas si vous êtes étranger, jusqu'à ce que, par obsession, ils aient obtenu quelques *sapèques*. Fréquemment, ils se posent à l'entrée des magasins, s'y accroupissent et mendient d'une voix dolente et tremblée jusqu'à ce qu'ils aient reçu l'aumône obligatoire. Ils passent la plupart des nuits dehors, dorment le long des murs, sous les portes de la ville ; aussi quelques-uns, vers la fin de l'hiver, présentent-ils des mutilations partielles des mains et surtout des pieds, résultant de sphacèles par congélation. Dans le but avoué d'exciter la commisération publique, ils se découvrent d'autant plus que le froid est plus intense. Il en est qui parcourent les rues en se frappant la poitrine à tour de bras, avec une grosse brique, et poussant à chaque coup une expiration bruyante qui vient augmenter l'impression pénible que l'on éprouve à la vue de pareilles manœuvres. Ces mêmes vagabonds ou mendiants, quand la belle saison arrive, disparaissent presque totalement de la ville. Ils se rejettent sur les campagnes, où ils vivent de quelques épis de maïs et de légumes volés ; aussi, pendant la saison des récoltes, les champs et les jardins sont-ils gardés par des Chinois qui s'y établissent en permanence sous un abri de nattes.

Il existe autour de Tien-Tsin et dans les villages environnants un grand nombre d'auberges. Quelques-unes reçoivent spécialement les vagabonds et les mendiants au prix de 6 sapèques par nuit, la valeur d'un plat d'aliments, dans les restaurants du même ordre, étant de 20 sapèques, ces hommes peuvent faire un repas et s'abriter la nuit pour la somme bien minime de 15 centimes.

La ville possède un seul établissement d'assistance publique. Il porte le nom de *Yu-yn-tang*, maison où l'on nourrit les enfants. J'ai eu l'avantage de visiter cet établissement, accompagné du médecin chinois qui en était chargé ; il contenait alors soixante enfants, dont quarante à la mamelle.

Tous les assistés sont du sexe féminin : en dehors des nouveaux nés, ce sont des filles de cinq à seize ans, idiotes, muettes ou aveugles, ou réunissant ces infirmités. La mortalité est considérable.

Les nourrices, tirées de la classe la plus pauvre, sont payées à raison de 2 piastres par mois (environ 11 fr.). Les frais de cet établissement sont supportés en très grande partie par un mandarin très riche de la ville, ayant la ferme des sels, et par ses commettants. Suivant donc que la gabelle chinoise est plus ou moins productive, l'établissement prospère ou décline, et une part plus ou moins large est faite aux infortunes. En outre, les gens riches, ayant des filles atteintes de quelque infirmité et qu'ils ne veulent pas garder dans leur maison, les placent là moyennant une petite somme destinée à l'entretien.

Les bâtiments constituent plusieurs pièces formant trois cours et reliées entre elles par des passages. Dans chaque chambre, il y a six à huit nourrices ayant chacune deux nourrissons ; quelques-unes, plus faibles, n'en ont qu'un. Une malpropreté repoussante règne dans ces logements, ainsi que cela existe d'ailleurs parmi la classe pauvre de la ville. Tout se fait dans la même pièce ; et les enfants grouillent sur le lit de camp, pêle-mêle avec les vêtements, les légumes et les ustensiles de cuisine. Le médecin chinois, qui était aussi missionnaire, me dit avec une expression de triste regret : *Opporteret hic sorores.*

La plupart des aveugles le sont devenues à la suite de la variole. Les unes offrent des kératites ulcérées avec renversement des paupières et adhérences vicieuses ; d'autres ont des épanchements internes ou intra-lamellaires, des staphylômes, etc. Beaucoup ont, en outre, des affections cutanées et du cuir chevelu.

J'ai remarqué parmi ces jeunes filles une idiote aveugle ayant des mouvements de balancement continu, les bras à demi-levés. Une vieille gardienne, voyant que mon attention était arrêtée sur cette malheureuse, lui prit les deux mains, et leur imprimant un mouvement cadencé, elle provoqua une espèce de danse automatique d'une intensité croissante; en sorte qu'en peu d'instants tout le corps fut agité de mouvements choréiques presque convulsifs. Cet exercice, auquel l'idiote était sans doute habituée, ne paraissait pas lui déplaire, car le rire de l'hébétude vint un instant animer sa physionomie. Dans la même cour était une autre idiote d'environ onze ans, présentant une conformation de tête remarquable. La face, large et plate, paraissait constituée en très grande partie par le maxillaire inférieur : c'était un type de prognothisme. Le crâne, aplati sur ses faces, gagnait en hauteur de manière à former une pyramide quadrangulaire tronquée. Les yeux étaient ronds et saillants, disposition d'autant plus apparente que les yeux des femmes chinoises présentent des caractères opposés.

Ce même négociant, qui a doté *Tien-Tsin* de l'établissement de bienfaisance dont je viens de parler et qui est parvenu, grâce à ses richesses et à sa générosité, à un grade très élevé dans le mandarinat envers et contre toute espèce de droits, a créé depuis peu un nouveau mode d'assistance, étrange charité sans doute, mais d'un prix inestimable aux yeux des Chinois. Il a établi dans la ville une fabrique de cercueils, et il les distribue gratuitement aux citoyens trop pauvres pour s'être pourvus pendant leur vie de ce meuble indispensable. Or, on sait que tout Chinois économise même sur sa subsistance, sa vie durant, pour se procurer des funérailles conformes à ses vœux.

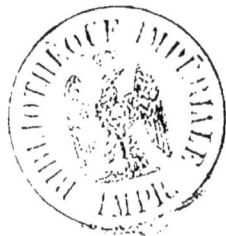